INSTRUCTION PUBLIQUE.

FACULTÉ DE DROIT DE STRASBOURG.

ACTE PUBLIC
SUR L'ADOPTION,

Soutenu à la Faculté de Droit de Strasbourg, le Lundi 17 Août 1818, à quatre heures de relevée,

POUR OBTENIR LE GRADE DE LICENCIÉ EN DROIT,

PAR

G. B. ADAM,

BACHELIER EN DROIT ET ÈS LETTRES,

DE METZ (DÉPART. DE LA MOSELLE).

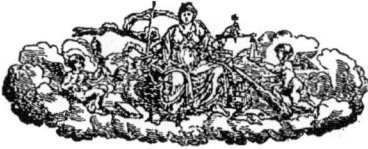

STRASBOURG,

De l'imprimerie de LEVRAULT, impr. de la Faculté de Droit.

1818.

A MA MÈRE,

Qui n'a rien négligé pour mon instruction :

COMME UN FOIBLE TÉMOIGNAGE DE MA RECONNOISSANCE
ET DE MON ATTACHEMENT.

G. B. ADAM.

M. Hermann, Chevalier de l'Ordre royal de la Légion d'Honneur,
Doyen de la Faculté de Droit.

EXAMINATEURS:

MM. Hermann,
  Thieriet de Luyton, } Professeurs.
  Laporte,
  Blœchel, ... Suppléant.

*La Faculté n'entend approuver ni désapprouver les opinions
particulières au Candidat.*

DE L'ADOPTION.

INTRODUCTION.

De tout temps le législateur s'est efforcé de resserrer les liens de la société, soit en introduisant de nouveaux moyens de rapprocher et d'unir les hommes et les familles, soit en apportant aux lois des différens peuples les changemens que nécessitoient les progrès des lumières et de la civilisation.

La révolution, dont le cours entraîna les anciens édifices de l'ordre social, nous laissa plusieurs beaux monumens, surtout en matière de législation ; et notre Code, déjà modifié par l'abrogation d'un de ses titres, médité cependant avec sagesse, et calqué tant sur les mœurs de la nation que sur la diversité des croyances religieuses, est l'œuvre le plus durable qui lui ait survécu. C'est à l'une des assemblées qui figurèrent dans la révolution, que l'on doit l'adoption, qui est le sujet que je vais traiter. Ce fut un décret de l'assemblée nationale, rendu le 18 Août 1792, qui introduisit dans nos lois cette sage institution.

L'adoption, que l'on fait remonter aux Égyptiens, et qui fut en usage chez les Grecs et surtout chez les Romains, étoit aussi fort usitée chez les anciens Francs, sans qu'on voie bien clairement quelle en étoit alors la nature. Il paroît qu'elle ne fut exercée que par les rois de la première race, pour l'intérêt et l'utilité de l'État. Mais bientôt elle tomba en désuétude et fut entièrement ignorée.

1

Un petit nombre de coutumes, telles que celles du Nivernois et du Bourbonnois, avoient admis, sous les noms d'association et d'affiliation, une espèce d'adoption qui conféroit seulement à l'adopté le droit de succession dans les meubles et acquêts, ou sous les noms d'union, appareillement, affrérissement, une autre sorte d'adoption, qui appeloit également et indistinctement à toutes les successions des père et mère les frères et sœurs de différens lits. Nous avions aussi l'institution d'héritier, ou la donation universelle, à la charge de porter le nom et les armes du testateur ou donateur.

Enfin, quelquefois l'adoption avoit lieu par lettres du prince; mais l'adoption proprement dite nous avoit toujours été étrangère.

On a vu que ce fut l'assemblée nationale qui introduisit l'adoption en France : un décret du 16 Frimaire de l'an III avoit assuré à l'adopté un droit sur la succession de l'adoptant ; mais la nature, la forme et les effets de l'adoption, n'ont été réglés que par le Code civil.

Nous diviserons notre sujet en trois chapitres.

Dans le premier il sera question des différentes espèces d'adoption et des conditions requises pour la validité de l'adoption.

Le second chapitre traitera des effets de l'adoption.

Nous dirons dans le troisième quelles sont ses formes.

CHAPITRE I.er

Des différentes espèces d'adoption, et des conditions requises pour sa validité.

Suivant le Droit romain l'adoption étoit un acte légitime, par lequel celui qui n'étoit pas véritablement fils de famille de quequ'un, étoit néanmoins réputé être son fils de famille. §. 1, *Inst de adopt.* et Loi 1.re, §. 1, *D. eod. tit.*

D'après les principes du Code civil nous pouvons définir l'adoption, un contrat civil qui confère à l'adopté le nom de l'adoptant, avec le droit de lui succéder.

Les Romains distinguoient deux sortes d'adoptions : l'adoption proprement dite, qui avoit lieu lorsqu'un père de famille donnoit son fils en adoption à quelqu'un ; et l'adrogation, qui s'opéroit en faveur d'un homme *sui juris*.

La législation romaine permettoit d'adopter quelqu'un pour son fils ou son petit-fils.

Notre Code n'admet pas ces distinctions.

Nous pouvons distinguer deux sortes d'adoption, qui ne diffèrent que par le mode de les conférer, leurs effets étant absolument les mêmes : l'adoption contractuelle, et l'adoption testamentaire.

L'adoption contractuelle, que plusieurs auteurs ont aussi nommée adoption entre-vifs, prend le nom d'adoption ordinaire ou d'adoption rémunératoire, suivant qu'elle a le caractère d'une pure libéralité de la part de l'adoptant, ou suivant qu'elle a lieu dans la vue de reconnoître un grand service rendu par l'adopté à l'adoptant.

L'adoption testamentaire est celle que le tuteur officieux, dans la prévoyance de son décès, confère par testament à son pupille.

Les conditions prescrites pour l'adoption regardent la personne qui se propose d'adopter, et celle qui se donne en adoption.

§. 1.er

Des conditions requises de la part de l'adoptant.

On peut ranger au nombre de six les conditions que le Code exige de la part de celui qui se propose d'adopter.

La loi veut :

1.º Que l'adoptant, de quelque sexe qu'il soit, ait plus de cinquante ans. La loi romaine exigeoit l'âge de soixante ans. La faveur due au mariage a fait restreindre la faculté d'adopter aux personnes qui, à raison de leur âge, ne peuvent plus espérer d'avoir des enfans.

2.º Qu'au moment de l'adoption il n'ait ni enfans ni descendans légitimes. Comme l'adoption est essentiellement destinée à remplacer par ses effets ceux du mariage, il eût été plus pernicieux qu'utile de permettre qu'il pût s'établir des rapports de paternité et de filiation entre deux personnes étrangères, au préjudice des descendans légitimes.

3.º Qu'il ait au moins quinze ans de plus que l'adopté. Les Romains exigeoient la différence de dix-huit ans.

4.º Qu'il ait le consentement de son conjoint, s'il est marié. Cette disposition qui, suivant l'observation d'un tribun, est dans l'ordre des convenances et des égards que se doivent les époux, n'est exigée que dans l'adoption contractuelle; car, les effets de l'adoption testamentaire ne commençant qu'à la mort de l'adoptant, il étoit superflu d'exiger le consentement du conjoint survivant, à qui l'adoption n'impose aucune charge.

5.º Que l'adoptant ait donné à l'adopté mineur, pendant six ans au moins, des soins et des secours non interrompus. Cette condition, dit M. Pigeau, prépare l'adoption par la bienfaisance; elle sonde les caractères et en cherche la sympathie. C'est un temps d'épreuve, établi pour nourrir et garantir entre l'adoptant et l'adopté les sentimens naturels qui doivent répondre aux titres honorables de père et d'enfant. Comme l'exécution de cette condition auroit été très-souvent impossible dans l'adoption rémunératoire, la loi en a sagement dispensé l'adoptant, qui, par reconnoissance, veut s'attacher par l'adoption celui qui lui a sauvé la vie, soit dans un combat, soit en le retirant des flammes ou des flots. Il suffit, dans ce cas, que l'adoptant soit majeur, plus âgé que l'adopté, sans enfans ni descendans légitimes, et, s'il est marié, que son conjoint consente à l'adoption.

6.° Que l'adoptant jouisse d'une bonne réputation. Celui qui auroit subi une peine infamante, ou même celui qui ne jouiroit pas d'une bonne réputation dans l'opinion publique, ne seroit pas reçu à adopter quelqu'un.

Une dernière condition ne concerne que le tuteur officieux. Il faut, pour qu'il puisse adopter son pupille par testament, qu'il ait été son tuteur au moins pendant cinq ans.

§. 2.

Des conditions prescrites de la part de l'adopté.

La première est que l'adopté ne l'ait pas déjà été par une autre personne, si ce n'est par le conjoint de l'adoptant. Comme l'adoption imite la nature, une personne peut bien en adopter plusieurs autres, soit simultanément ou successivement, parce qu'un père peut avoir plusieurs enfans; mais on ne peut être adopté par deux personnes qui ne seroient pas unies par les liens du mariage, parce qu'on ne peut pas être l'enfant légitime d'un père et d'une mère non mariés.

La loi prescrit pour seconde condition que l'adopté soit majeur. Il étoit juste d'exiger qu'une personne qui s'engage par un contrat indissoluble, fût à même de calculer toute l'étendue de ses obligations. D'un autre côté, la loi, ne voulant pas priver du bienfait de l'adoption celui qui n'a pas eu le bonheur de conserver jusqu'à sa majorité son tuteur officieux, permet à celui-ci d'adopter son pupille, pourvu que la tutelle officieuse ait duré cinq ans.

Enfin, si le majeur de vingt-un ans est mineur de vingt-cinq ans, la troisième condition exige qu'il rapporte le consentement de ses père et mère, ou du survivant. Après l'âge de vingt-cinq ans il n'est tenu que de requérir le conseil de ses père et mère, ou du survivant, et ce dans la forme des actes respectueux prescrits au titre du mariage. En cas de prédécès de ses père et mère avant l'adoption, l'adopté est dispensé d'obtenir le consentement ou de requérir le conseil de ses autres ascendans.

Ici se présente la question de savoir si les père et mère peuvent adopter leurs enfans naturels reconnus. Nous pensons, avec quelques auteurs, que l'affirmative ne souffre aucune difficulté. Cette opinion est fondée sur le silence de la loi et sur le principe que les prohibitions ne se suppléent pas, malgré l'objection qu'on pourroit faire que cette sorte d'adoption seroit un moyen facile d'éluder les dispositions des articles 757 et 908.

CHAPITRE II.

Des effets de l'adoption.

Dans l'ancien Droit romain, le changement d'état opéré par l'adoption étoit tel que les adoptés de toute espèce passoient, ainsi que leurs enfans, sous la puissance de l'adoptant, dont ils prenoient le nom. Ils perdoient tous leurs droits dans la famille de leur père naturel et légitime, à laquelle ils devenoient étrangers, et acquéroient dans la famille de l'adoptant les droits d'agnation et de succession des enfans légitimes.

Justinien modifia la rigueur de ces dispositions incompatibles avec la nature et la morale. Elles n'eurent plus lieu qu'à l'égard des adrogés. Il conserva aux adoptés leurs droits dans leur famille naturelle et légitime, et il statua qu'ils resteroient sous la puissance de leur père naturel toutes les fois qu'ils seroient adoptés par d'autres que des ascendans. Enfin, chez les Romains l'adoption étoit une image parfaite de la paternité.

Suivant le Code civil, l'adoption est moins une imitation de la paternité et de la filiation, qu'un moyen de transmettre son nom et ses biens. Elle est une consolation utile à la vieillesse que la nature a délaissée, une ressource avantageuse à des enfans malheureux ou abandonnés, une nouvelle occasion de bienfaisance, un lien de plus dans la société.

Les effets de l'adoption sont relatifs à l'adopté et à l'adoptant.

§. 1.er

Des effets de l'adoption en faveur de l'adopté.

Le premier de ces effets consiste en ce que l'adopté reste dans sa famille naturelle et y conserve tous ses droits : il prend seulement le nom de l'adoptant, qu'il ajoute à son nom propre.

D'après cela on voit que l'adopté reste sous la puissance de ses père et mère naturels ; que, par conséquent, il est tenu d'obtenir le consentement ou de requérir les conseils de ses ascendans naturels, lorsqu'il veut se marier, et qu'il doit leur fournir des alimens en cas de besoin.

En second lieu, quoique l'adopté n'entre point dans la famille de son père adoptif, l'adoption opère cependant une espèce d'affinité civile qui, de concert avec les mœurs et l'honnêteté publique, a fait prohiber le mariage entre l'adoptant, l'adopté et ses descendans ; entre les enfans adoptifs du même individu ; entre l'adopté et les enfans qui pourroient survenir à l'adoptant ; entre l'adopté et le conjoint de l'adoptant ; et, réciproquement, entre l'adoptant et le conjoint de l'adopté.

La loi ne devoit pas permettre que le titre d'époux pût remplacer les noms de père et de fille, de frères et de sœurs. La possibilité de ces unions civilement incestueuses auroit souvent engagé dans des liaisons criminelles des personnes qui vivent sous le même toit, et qui se seroient laissé entraîner d'autant plus facilement à l'attrait de la séduction, qu'unies par un simple lien civil, elles n'auroient pas entendu aussi fortement ce cri intérieur de la conscience qui parle toujours au cœur de l'homme qui veut commettre un inceste réprouvé par la nature et la loi.

Le silence de la loi nous autorise à croire que le mariage n'est

point prohibé entre les enfans adoptifs et les enfans naturels de
l'adoptant, et l'article 162, en parlant des prohibitions de mariage
en ligne collatérale, dit : « Le mariage est prohibé entre le frère et
« la sœur légitimes ou naturels, et les alliés au même degré. » Il
n'ajoute point adoptifs. Nous avons dit plus haut que l'adoption
étoit moins une imitation de la paternité et de la filiation, qu'un
moyen de transmettre son nom et ses biens. Le troisième effet de
l'adoption en faveur de l'adopté vient à l'appui de notre assertion ;
car les liens que l'adoption établit entre l'adopté et l'adoptant, ne
s'étendent pas jusque dans la famille de celui-ci : l'adopté n'ac-
quiert aucun droit de successibilité sur les biens des parens de
l'adoptant. En effet, l'adoptant n'a pu donner par son fait à ses parens un héritier qui leur est étranger ; il n'a pu, par sa seule volonté, changer l'ordre de succession dans sa famille : mais l'adoption
confère à l'adopté, sur la succession de son père adoptif seulement,
tous les droits d'un enfant né en mariage. Le principal but de l'a-
doption est cette transmission d'hérédité, et si depuis l'adoption
il survient effectivement à l'adoptant des enfans légitimes, cette
survenance diminue les droits de l'adopté, sans les changer : elle
ne le dépouille point du nom, ne le frustre point des espérances
que lui avoit assurées un contrat irrévocable, garanti par la loi. Le
fils adoptif, dans ce cas, concourt à titre égal avec les enfans légitimes : comme eux, il a droit à la réserve légale ; mais il ne peut
néanmoins exercer ce droit que sur les donations que l'adoptant
auroit faites postérieurement à l'adoption, laquelle n'opère point,
comme la survenance d'enfans naturels et légitimes, la révocation
des donations entre-vifs.

§. 2.

Des effets de l'adoption en faveur de l'adoptant.

Les bienfaits que l'adoptant vouloit répandre sur son fils adoptif,
et la reconnoissance que celui-ci doit en conserver, autorisent

l'obligation réciproque de se fournir des alimens dans les cas déterminés par la loi.

Comme l'adopté n'entre point dans la famille de l'adoptant, ce dernier, et à plus forte raison ses parens, n'acquièrent aucun droit à la succession de l'adopté. Mais, en cas de prédécès de l'adopté sans descendans légitimes, la loi accorde un droit de retour à l'adoptant ou à ses descendans sur les choses données par l'adoptant, ou recueillies dans sa succession, et qui existent encore en nature lors du décès de l'adopté.

Le motif de ce droit de retour est fondé sur la présomption que l'adoptant, qui avoit bien voulu se priver en faveur de l'adopté, n'avoit pas entendu se dépouiller, lui et sa postérité, pour enrichir une famille étrangère.

D'après les termes de l'article 351, on voit, 1.º que ce droit de retour est exercé sans préjudice des droits des tiers, et sous deux conditions exigées de la part de l'adoptant ou de ses descendans: la première, de contribuer aux dettes de l'adopté, dans la proportion des biens qu'ils reprennent à la masse de la succession; la seconde, d'acquitter les charges qu'il y auroit imposées.

2.º Que ce droit de retour ne s'exerce pas sur les actions en reprise, s'il en existe, ou sur le prix des biens aliénés, s'il est encore dû.

3.º Que les héritiers de l'adoptant, autres que les descendans, ne jouissent pas de ce droit de retour.

4.º Que le surplus des biens de l'adopté appartient à ses parens naturels.

5.º Que les parens naturels de l'adopté excluent, même pour les objets provenus de l'adoptant, les héritiers de celui-ci autres que ses descendans.

6.º Que la successibilité de l'adopté a lieu sans réciprocité.

7.º Que les descendans légitimes de l'adopté mort avant l'adoptant recueillent les droits de leur père dans la succession de l'adoptant ; mais, si les descendans de l'adopté meurent sans postérité légitime avant l'adoptant, celui-ci a le droit, inhérent à sa personne, de succéder aux choses par lui données.

CHAPITRE III.

Des formes de l'adoption.

Chez les Romains l'adoption étoit au nombre des actes appelés *actus legitimi*: elle exigeoit la présence des parties en personne, et devoit se faire purement et simplement, c'est-à-dire, sans être subordonnée à un terme ou à une condition. *L.* 25, §. 1 ; *L.* 33, *D. eod. tit.*

Dans l'ancien Droit romain elle se faisoit par le symbole d'une vente fictive (*per æs et libram*). Elle avoit lieu par la suite devant le préteur dans les attributions duquel étoient ce que l'on appeloit les actions de la loi.

L'adrogation exigeoit des formes plus solennelles. Comme elle opéroit un changement d'état (*capitis diminutio minima*), elle avoit lieu, dans les premiers temps de la république, au sein des comices ; ensuite elle s'opéra par rescrit du prince.

Les formes établies par le Code pour l'adoption sont simples et solennelles en même temps, par les différens degrés de juridiction que ce contrat doit subir. Puisque l'adoption est un contrat irrévocable, il doit en être passé un acte authentique, et le juge-de-paix du domicile de l'adoptant est le fonctionnaire désigné par la loi pour recevoir le consentement des parties. Puisqu'elle est un contrat civil qui établit un ordre de succession extraordinaire et qui intéresse l'ordre public, il faut qu'elle soit autorisée par la puissance publique. Enfin, puisqu'elle modifie l'état de l'adoptant et de l'adopté, elle a lieu devant l'officier chargé de constater l'état civil des personnes. Les parties se présentent donc devant le juge-de-paix du domicile de l'adoptant, en personne, ou par un fondé de pouvoir spécial et authentique.

On avoit long-temps douté que les parties pussent se faire représenter par un fondé de pouvoir; mais plusieurs arrêts ont établi et confirmé cette faculté, contre laquelle, dans le silence de la loi, ne s'élevoit aucun inconvénient.

Une expédition de l'acte d'adoption doit être remise, dans les dix jours suivans, par la partie la plus diligente, au procureur du Roi près le tribunal du domicile de l'adoptant, pour être soumise à l'homologation de ce tribunal, qui, réuni en la chambre du conseil, doit s'assurer que toutes les conditions dont nous avons parlé à la section seconde du premier chapitre, sont remplies.

Cette vérification terminée, le tribunal, après avoir entendu le procureur du Roi, et sans autre forme de procédure, prononce, sans énoncer de motifs, qu'il y a lieu, ou qu'il n'y a pas lieu à l'adoption.

Si le tribunal rejette l'adoption, chacune des parties peut, même contre le gré de l'autre, interjeter appel.

Lorsqu'au contraire le tribunal déclare qu'il y a lieu à l'adoption, la partie la plus diligente doit, dans le mois, soumettre le jugement à la cour royale, qui, après avoir procédé dans les mêmes formes que le tribunal de première instance, déclare que le jugement est confirmé, ou que le jugement est réformé; qu'en conséquence il y a lieu, ou il n'y a pas lieu à l'adoption.

Si la cour admet l'adoption, comme il importe de faire connoître au public le changement qui survient dans l'état de deux personnes, l'arrêt est prononcé à l'audience, et affiché en tels lieux et en tel nombre d'exemplaires que la cour juge convenables.

L'arrêt de la cour royale ne fait qu'approuver l'adoption, dont le complément nécessaire est l'inscription sur les registres de l'état civil de l'arrêt, représenté en une expédition en bonne forme. Cette inscription doit être faite dans les trois mois de l'arrêt, à la réquisition de l'une ou de l'autre des parties. Ce délai est tellement de rigueur que, si les parties le laissent expirer sans avoir fait faire l'inscription, l'adoption reste sans effet.

La loi prévoit le cas du décès de l'adoptant avant que l'adoption soit entièrement consommée, et ne veut point que l'adopté souffre de cet événement. L'adopté peut poursuivre l'instruction, pourvu que l'acte qui constate la volonté de former le contrat d'adoption, ait été reçu par le juge-de-paix, et porté devant les tribunaux.

Remarquons, en dernier lieu, que personne n'a droit ni qualité d'intervenir dans la procédure, lorsque la confirmation du contrat est provoquée par l'adoptant et l'adopté. Mais, lorsque l'adoptant meurt dans le cours de l'instruction, la loi reçoit ses héritiers à remettre au procureur du Roi tous mémoires et observations qu'ils jugeront convenables.

FIN.